Miguel Antonio Vazquez-Guzman
Enrique Figueroa-Genis

Factores de riesgo asociados con la obesidad en población militar

Miguel Antonio Vazquez-Guzman
Enrique Figueroa-Genis

Factores de riesgo asociados con la obesidad en población militar

¿Qué debemos hacer para detener la pandemia de la obesidad?

Editorial Académica Española

Imprint

Any brand names and product names mentioned in this book are subject to trademark, brand or patent protection and are trademarks or registered trademarks of their respective holders. The use of brand names, product names, common names, trade names, product descriptions etc. even without a particular marking in this work is in no way to be construed to mean that such names may be regarded as unrestricted in respect of trademark and brand protection legislation and could thus be used by anyone.

Cover image: www.ingimage.com

Publisher:
Editorial Académica Española
is a trademark of
International Book Market Service Ltd., member of OmniScriptum Publishing Group
17 Meldrum Street, Beau Bassin 71504, Mauritius

ISBN: 978-3-659-04261-4

Copyright © Miguel Antonio Vazquez-Guzman, Enrique Figueroa-Genis
Copyright © 2014 International Book Market Service Ltd., member of OmniScriptum Publishing Group

INDICE

INDICE...	01
LISTA DE ABREVIATURAS...................................	03
RESUMEN...	04

I. INTRODUCCIÓN.

	A	MARCO TEÓRICO...	07
	B.	MARCO DE REFERENCIA.................................	19
	C.	PLANTEAMIENTO DEL PROBLEMA...................	21
	D.	HIPÓTESIS..	22
	E.	OBJETIVOS...	22
		a. Generales..	22
		b. Específicos..	22

II. PLAN DE LA INVESTIGACIÓN.

	A.	TIPO DE ESTUDIO..	24
	B.	POBLACIÓN, TAMAÑO Y SELECCIÓN DE LA MUESTRA........	24
	C.	VARIABLES	25
	D.	MATERIALES Y MÉTODOS................................	26

III.	**RESULTADOS**...	31
IV.	**DISCUSIÓN**	49
V.	**CONCLUSIONES**	53
VI.	**PERSPECTIVAS Y RECOMENDACIONES**..........	54
VII.	**BIBLIOGRAFÍA**...	56

VIII.	**ANEXOS**	60
IX.		
	ANEXO "A" Hoja de autorización	60
	ANEXO "B" Cuestionario para factores de riesgo para obesidad..............	62

LISTA DE ABREVIATURAS

DE	Desviación estándar
ECNT	Enfermedades crónicas no transmisibles
EE	Error estándar
ENSANUT 2006	Encuesta Nacional de Salud y Nutrición 2006
EUA	Estados Unidos Americanos
HAD	Escala Hospitalaria de ansiedad y depresión
IMC	Índice de masa corporal
OMS	Organización Mundial de la Salud
OPS	Organización Panamericana de la Salud
PP	Puntos porcentuales
RM	Razón de momios
US$	Dólares
X^2	Chi cuadrada

RESUMEN

INTRODUCCIÓN:

Antecedentes y objetivos: El sobrepeso y la obesidad son reconocidos como uno de los retos de salud pública del mundo. El objetivo fue determinar si los hábitos alimentarios, actividad física, y ansiedad y depresión, son factores de riesgo asociados con el desarrollo de obesidad en población militar mexicana.

Material y métodos: Se realizó un estudio observacional, analítico, tipo casos y controles, en el que se determinó la prevalencia de sobrepeso-obesidad, definida como sujetos con un IMC>27, y la fuerza de asociación entre dieta hipercalórica, actividad física moderada, ansiedad y depresión con su desarrollo. Se incluyeron 50 casos y 50 controles pareados por jerarquía (1:1). El análisis estadístico se realizó mediante X^2 y Odds Ratio (OR) crudas y ajustadas por jerarquía militar.

Resultados: De la población de 3.000 militares masculinos en el activo, se obtuvo una muestra de 189, que tuvo una prevalencia de 26,5%. Se observó diferencia entre casos y controles para la edad (z=3,69), peso (z=8,73) e IMC (z=8,72). La actividad física moderada fue un factor protector para el desarrollo de obesidad (X^2= 13,07; p=<0,001; OR = 0,19; IC95% de 0,07 a 0,48). La dieta hipercalórica fue un factor de riesgo para el desarrollo de la misma (X2= 25,49; p= <0,001; OR = 9,68; IC95% de 3,80 a 24,65). Para la tropa, la depresión fue un factor de riesgo (X^2= 3,95; p=<0,05; OR = 2,52; IC95% de 1,00 a 6,33). La ansiedad y la asistencia al comedor no fueron factores de riesgo. Los menús del comedor de la brigada excedieron en 905 kcal. a las necesidades energéticas.

Conclusiones: La depresión y la dieta hipercalórica fueron factores de riesgo para el desarrollo de sobrepeso-obesidad y la actividad física actuó como factor protector. La importancia de este estudio radica en que es el primero con éstas características que se realiza en población militar mexicana, por ello sienta las bases para no seguir dependiendo de la información de otras poblaciones, permitiéndonos hacer intervenciones más objetivas.

PALABRAS CLAVE: Obesidad, Casos y controles, Actividad física moderada, Dieta hipercalórica, Depresión.

Eating habits, physical activity and binomio anxiety / depression as risk factors associated with the development of obesity in soldiers.

SUMMARY:

Background and objectives: Overweight and obesity are recognized as one of the public health challenges of the world. The objective was to determine whether dietary habits, physical activity, and anxiety and depression are risk factors associated with the development of obesity in mexican´s soldiers.

Material and methods: We performed an observational, analytical, case-control, in which we determined the prevalence of obesity, defined as subjects with a BMI> 27, and the strength of association between calorie diet, moderate physical activity, anxiety and depression with development. There were 50 cases and 50 matched controls hierarchy (1:1). Statistical analysis was performed using X^2 and Odds Ratio (OR) and adjusted raw military ranks.

Results: In 3,000 the population of the active male soldiers, we obtained a sample of 189, with a prevalence of 26.5%. Difference was observed between cases and controls for age ($z = 3.69$), weight ($z = 8.73$) and BMI ($z = 8.72$). Moderate physical activity was a protective factor for the development of obesity ($X2 = 13.07$, $p = <0.001$, OR = 0.19, 95% CI from 0.07 to 0.48). Hypercaloric diet was a risk factor for the development of the same ($X2 = 25.49$, $p = <0.001$, OR = 9.68, 95% CI from 3.80 to 24.65). For privates, depression was a risk factor ($X2 = 3.95$, $p = <0.05$, OR = 2.52, 95% CI from 1.00 to 6.33). Anxiety and dining assistance were not risk factors. Dining menus brigade exceeded 905 kcal. energy needs.

Conclusions: Depression and hypercaloric diet were risk factors to the development of overweight and obesity and exercise was a protective factor. The importance of this study is that it is the first with these characteristics carried out in Mexican military population, so the basis for no longer rely on information from other populations, allowing us to make more objective interventions.

KEYWORDS: Obesity, Case-control, Moderate physical activity, Calorie diet, depression.

I. **INTRODUCCIÓN.**

El exceso de peso corporal (sobrepeso y obesidad) es reconocido actualmente como uno de los retos más importantes de salud pública en el mundo, dada su magnitud, la rapidez de su incremento y el efecto negativo que ejerce sobre la salud de la población que los padece, debido a que aumentan significativamente el riesgo de padecer enfermedades crónicas no trasmisibles (como diabetes, hipertensión y enfermedades cardiovasculares). Conocer los factores de riesgo que se asocian a la obesidad y su fuerza de asociación permitirá establecer acciones encaminadas a evitarlos o minimizarlos y por consiguiente, a prevenir, limitar, retardar o minimizar la aparición de la obesidad, y por ende sus secuelas y gastos catastróficos para las instituciones y las familias.

  A. MARCO TEÓRICO

    a. Definición de la obesidad:

      La obesidad es una enfermedad de etiología multifactorial, de curso crónico en la cual se involucran aspectos genéticos, ambientales y de estilo de vida que conducen a un trastorno metabólico. Se caracteriza por un balance positivo de energía, que ocurre cuando la ingestión de calorías excede al gasto energético, lo que origina aumento en los depósitos de la grasa corporal, y por ende ganancia de peso.[1]

    b. Epidemiología:

      Los últimos cálculos de la OMS indican que en 2005 había en todo el mundo: Aproximadamente 1,600 millones de personas (mayores de 15 años) con sobrepeso. Al menos 400 millones de adultos obesos. Además, la OMS calcula que en 2015 habrá aproximadamente 2,300 millones de adultos con sobrepeso y más de 700 millones con obesidad. En el año 2005 había en todo el mundo al menos 20 millones de menores de 5 años con sobrepeso. [2]

Desde el punto de vista de su prevalencia, los países más afectados son los desarrollados, pero también existe en países con economía en transición (como el nuestro), y en los países pobres. [3, 4]

En 1988 la encuesta nacional de nutrición reveló que 9% de las mujeres de 18 a 49 años se clasificaban como obesas; posteriormente la encuesta nacional de nutrición de 1999 demostró que la obesidad en mujeres de 18 a 49 años de edad pasó de 9 a 24% (aumento superior al 150%), y el sobrepeso, de 24 a 35% (casi 50% de aumento).[5]

Los resultados de la encuesta nacional de salud del año 2000 indicaron que en los adultos mayores de 20 años el sobrepeso se presentaba en 38.4% de la población, mientras que la obesidad afectaba a 23.7%. Así, considerados en conjunto el sobrepeso y la obesidad, el 62.1% de la población de adultos tenía exceso de peso. Esto equivalía a que 32, 820,162 de las personas adultas estaban afectadas. [3]

La encuesta nacional de salud y nutrición del 2006 (ENSANUT 2006) registró que en los adultos mayores de 20 años, la prevalencia de sobrepeso fue más alta en los hombres (42.5%) que en las mujeres [(37.4%, 5 puntos porcentuales (p.p.) mayor)]; en cambio, la prevalencia de obesidad fue mayor en las mujeres (34.5%) que en los hombres (24.2%, 10 puntos porcentuales mayor). Al sumar las prevalencias de sobrepeso y obesidad, 71.9% de las mujeres mayores de 20 años de edad (alrededor de 19, 928, 039 en todo el país) y 66.7% de los hombres (representativos de 16, 764, 495) tenían prevalencias combinadas de sobrepeso u obesidad. [6,7]

Por razones étnicas y/o genéticas, con un índice de masa corporal (IMC) de 27, que internacionalmente corresponde a sobrepeso, en nuestra población se observa mayor prevalencia de hiperinsulinemia, hiperglucemia, hipertrigliceridemia, diabetes e hipertensión arterial que en otras poblaciones del mundo, además, en varios estudios en que se midió el porcentaje de grasa con impedanciometría, se observó que en México desde que una persona tiene el IMC de 27 ya presenta un porcentaje de grasa similar al de obesidad en otros países en los cuales la obesidad se acepta como IMC de 30.[8]

Nuestra pirámide poblacional muestra que la mayoría de los adultos (75%) tiene menos de 55 años de edad y aunque la prevalencia de los factores de riesgo cardiovascular es mayor después de los 40 años, en datos absolutos, los millones de portadores de estos factores de riesgo, corresponden a la población económicamente activa, por lo que sus consecuencias socioeconómicas y la calidad de vida, pueden ser devastadoras, puesto que las afecciones cardiovasculares caen dentro del rubro de gastos catastróficos.[5]

De 1980 a la fecha, la prevalencia de obesidad y sobrepeso, en México, se ha triplicado, en particular en la población adulta: 39.5% de los hombres y mujeres tienen sobrepeso y 31.7% obesidad. Es decir, aproximadamente 70% de la población adulta tiene una masa corporal inadecuada.[9]

Hoy en día, México ocupa el segundo lugar de prevalencia mundial de obesidad, después de Estados Unidos de América. Esta alta prevalencia de sobrepeso y obesidad representa un problema de salud pública prioritario, que exige la puesta en marcha de la política nacional, que reconozca su origen multifactorial. La epidemia implica costos significativos para el sistema de salud pública, para la sustentabilidad del régimen de pensiones y para la estabilidad económica y social de la población, especialmente de los sectores más pobres.[9]

c. Factores de riesgo asociados a la obesidad:

Factor de riesgo: Es una condición biológica, de estilo de vida, socioeconómica o de otro tipo, que se halla asociada con el incremento de la probabilidad de enfermar.[10]

Según la OMS, la causa fundamental de la obesidad y el sobrepeso es el desequilibrio entre el ingreso y el gasto de calorías. El aumento mundial del sobrepeso y la obesidad es atribuible a varios factores, entre los que se encuentran:

1. La modificación mundial de la dieta, con tendencia al aumento de la ingesta de alimentos hipercalóricos, ricos en grasas y azúcares, pero con escasas proteínas, vitaminas, minerales y otros micronutrientes. [2]

2. La tendencia a la disminución de la actividad física, debida a la naturaleza cada vez más sedentaria de muchos trabajos, a los cambios en los medios de transporte y a la creciente urbanización. [2]

3. La contribución relativa de factores genéticos y ambientales a la etiología de la obesidad ha sido evaluada en muchos estudios por lo que se estima que de 30 a 40% de la variación del IMC es debida a factores genéticos y de 60 a 70% al ambiente.[10]

4. La depresión y la ansiedad también están asociados a la obesidad, según estudios recientes en Estados Unidos de América, en América Latina y en México.[11, 12]

d. Factores genéticos:

La herencia de la obesidad se ha estimado de 56% en el caso de obesidad visceral y 30 a 40% para el tejido subcutáneo; los estudios más importantes han sido en poblaciones de familiares, adoptados y gemelos. El conocimiento actual indica que los genes involucrados en la ganancia de peso incrementan la susceptibilidad o el riesgo de un individuo al desarrollo de la obesidad, cuando se expone a un ambiente adverso.[10]

e. Transición alimentaria:

La mayoría de los países están experimentando cambios significativos caracterizados por la disminución del consumo de frutas, verduras, granos integrales, cereales y legumbres y el aumento paralelo del consumo de alimentos ricos en grasas saturadas, azúcar y sal, entre ellos leche, carne, cereales refinados y alimentos procesados.[13]

En todo el mundo se ha observado asociación entre la obesidad y la pobreza, vinculada al sabor agradable y el bajo costo de los alimentos procesados con gran contenido de carbohidratos y grasas, factores que, sumados a la comercialización y a la publicidad intensivas y sumamente especializadas, han contribuido a la cultura de masas de los alimentos envasados, las bebidas gaseosas y comer fuera del hogar, que es común en la mayoría de las ciudades en la actualidad. De hecho, los cambios en las preferencias alimentarias del público, forman parte de un fenómeno denominado transición alimentaria, impulsado por los sueldos crecientes en las ciudades, el cambio en los precios relativos, las innovaciones continuas en la tecnología alimentaria y en los sistemas de distribución.[4, 13]

f. Actividad física:

En varios países se ha documentado disminución preocupante de la actividad física de la población. Entre 30 y 60% de la población latinoamericana no alcanza los niveles mínimos recomendados por la OMS de actividad física (30 minutos de caminata rápida por día, 5 días a la semana). La inactividad física es mayor en los centros urbanos, aumenta con la edad y es sumamente prevalente entre las mujeres. Según datos recientes extraídos de varios estudios, las actividades recreativas, como deportes o ejercicios guiados durante el tiempo libre, son la forma más común de actividad física en los sectores en mejor situación económica, mientras que la actividad física utilitaria, como caminar en vez de usar vehículos, es sumamente prevalente en los sectores de menores ingresos.[14]

Cabe señalar que la inactividad física también puede predisponer a enfermedades mentales, a la acumulación de estrés y menor rendimiento escolar e incluso tener efecto negativo en la interacción social.[14]

La falta de actividad física regular, más conocida como sedentarismo, ha sido considerada en los últimos años uno de los problemas en Salud Pública, más importantes y prevalentes. Se le ha asociado como factor de riesgo para el desarrollo de las principales enfermedades crónicas no transmisibles.[14, 15]

La información epidemiológica prueba que la actividad física desempeña un papel importante en la prevención, control, tratamiento y rehabilitación de las principales enfermedades crónicas no transmisibles, tales como la obesidad en adultos, niños y adolescentes, la hipertensión arterial, la diabetes, el accidente cerebrovascular, las enfermedades cardiovasculares, la osteoporosis, la fractura de cadera y el cáncer.[14, 15]

Existen bastantes pruebas de que la práctica regular de actividad física de intensidad moderada, es factor de riesgo independiente asociado a reducción de la mortalidad por todas las causas.[16]

La actividad física se ha sido asociada positivamente con efectos en los siguientes aspectos:

1. Fisiológicos/ biológicos: control y pérdida de peso y de la grasa corporal, preservación de la masa magra y muscular, control de la

presión arterial, mejoramiento del perfil de lípidos sanguíneos, control de glicemia, aumento de la capacidad cardiovascular y respiratoria, y menor pérdida de la masa ósea.[15, 16]
2. Psicosociales: aumento de la autoestima y la autoimagen, disminución de la depresión, el estrés y el insomnio, reducción del consumo de medicamentos y mayor socialización.
3. Cognitivos: mejores resultados en las pruebas de atención, memoria, tiempo de reacción y desempeño cognitivo global, así como menor riesgo de enfermedad de Parkinson, demencia, demencia senil y enfermedad de Alzheimer.
4. De empresa: Reducción de la rotación de la mano de obra, mejoramiento de la imagen institucional, disminución de los costos de atención médica, del ausentismo laboral y del estrés asociado al trabajo.
5. De escuela: mejoramiento del desempeño académico y de la relación con los padres y profesores, reducción del ausentismo, disminución del riesgo de trastornos del comportamiento, prevención de la delincuencia juvenil, el alcoholismo y el abuso de sustancias, y aumento de la responsabilidad.[14]

g. Consecuencias psiquiátricas de la obesidad:
1. Ansiedad:

La ansiedad consiste en el conjunto de reacciones físicas y psicológicas que ocurren ante la presencia de peligro o de amenazas reales o imaginarias. Si la reacción de ansiedad es muy intensa ya sea porque la amenaza realmente sea enorme, o porque nuestros mecanismos de respuesta ante los peligros estén desajustados, la reacción física y psicológica, lejos de ayudar a hacer frente a la amenaza, se transformará en un peligro agregado.[12]

La ansiedad puede adoptar diversas formas; la más relacionada con la obesidad es la ansiedad generalizada, es decir aquella que está presente a niveles no muy elevados, que casi es permanente. Este tipo de ansiedad, al no ser muy elevada, consigue un porcentaje de reducción importante con el acto de comer. Al ser constante su presencia y su reducción con el comer, genera aumento de peso. [12]

2. Depresión:

Es un síndrome caracterizado por el decaimiento del estado de ánimo, la disminución de la capacidad de experimentar placer, y de la autoestima con manifestaciones afectivas, de las ideas, conductuales, cognitivas, vegetativas y motoras, con serias repercusiones sobre la calidad de vida, lentitud en el pensamiento y del desempeño socioocupacional.[11]

Comer en exceso ciertos alimentos puede contribuir a disminuir la depresión. Algunas personas presentan un estado de ánimo decaído, sin muchas fuerzas para realizar tareas habituales que no llega a ser una auténtica depresión, las cuales sienten como aumenta su deseo de consumir chocolate, carne y carbohidratos. Cuando las alteraciones del apetito son graves puede haber pérdida o ganancia significativa de peso.[11,12]

h. Diagnóstico de la obesidad:

Según la Norma "Para el manejo integral de la Obesidad" (NOM-174-SSA1-1998) se diagnostica Obesidad cuando el IMC es mayor de 27 kg/m^2 en personas de talla normal y mayor de 25 kg/m^2 en personas de talla baja.

Se define talla baja para el hombre si su estatura es menor que 1.60m y talla baja para la mujer cuando su estatura es menor que 1.50m. [17,18]

i. Tratamiento de la obesidad:
1. La evaluación integral del paciente comprende la historia clínica completa.
2. La exploración física incluye como mínimo: Peso, estatura, perímetro de cintura y cadera y presión arterial.
3. Las pruebas de laboratorio, que deben incluir como mínimo son biometría hemática, triglicéridos, colesterol y glucosa.
4. La evaluación de algunos aspectos de la dimensión psicosocial, como: Explorar aspectos sobre la percepción que el paciente tiene de su imagen corporal (cómo percibe su peso, cuánto le gustaría pesar, cuál cree que es su peso ideal).
5. Evaluar su motivación para iniciar el tratamiento adecuado (en fase de contemplación o proactiva).
6. Fortalecer su grado de comprensión, sobre las diferentes causas del problema.
7. Identificar la posibilidad de apoyo familiar y del entorno social.
8. Establecimiento de plan alimentario y de actividad física:
Para lograr reducción de 8% del peso corporal en un periodo de 3 a 12 meses se recomienda:

   i. Planes alimentarios bajos en energía, entre 1000 a 1200 kcal/ 24hrs.

   ii. Actividad física: La periodicidad recomendada para iniciar es de tres a cinco veces por semana, y de 30 a 60 minutos por sesión. Se debe iniciar con intensidad baja y duración corta, y aumentarse en forma progresiva.[1]

j. Medidas preventivas:
Orientar a la población usuaria sobre: la importancia de comer considerando el equilibrio del valor calórico de los alimentos, y del consumo de frutas y verduras, por todos los miembros de la familia;

la importancia de la actividad física vigorosa y regular, por un mínimo de 30 minutos 5 veces por semana; los riesgos del alcoholismo, tabaquismo, dieta alta en azúcar y grasa y de la alimentación basada en lo que habitualmente se conoce como "producto chatarra" (alimentos fritos, principalmente de hidratos de carbono). La forma de monitorear su masa corporal, mediante el IMC.[1]

k. Obesidad como factor de riesgo para otras enfermedades:
La obesidad tiene graves consecuencias para la salud. El riesgo aumenta progresivamente a medida que lo hace el IMC. El IMC elevado es un importante factor de riesgo de enfermedades crónicas, tales como:
Las enfermedades cardiovasculares (especialmente las cardiopatías y los accidentes vasculares cerebrales), que ya constituyen la principal causa de muerte en todo el mundo, con 17 millones de muertes anuales. La diabetes, que se ha transformado rápidamente en una epidemia mundial. La OMS calcula que las muertes por diabetes aumentarán en todo el mundo en más del 50% en los próximos 10 años. Las enfermedades del aparato locomotor, y en particular la artrosis. Algunos cánceres, como los de endometrio, mama y colon. [2]

l. Aspecto económico de la obesidad:
En 1995, en EUA se gastaron 136.000 millones de dólares de forma directa y 102.000 millones de forma indirecta para el tratamiento de la obesidad y enfermedades atribuibles a ésta, aunque en años recientes las estimaciones elevan esta cifra a más de 500.000 millones de dólares. En ese país se menciona que en 1994 las personas con IMC mayor o igual a 30 perdieron 39,2 millones de días laborables, tuvieron 239 millones de días más con actividades

restringidas, los días-cama de hospitalización aumentaron en 89,5 millones y requirieron de 62,6 millones de consultas adicionales. [3]

Un informe reciente de la OMS sobre las enfermedades crónicas, señala que el costo del tratamiento de las cardiopatías en Estados Unidos asciende a US$ 352.000 millones, cerca de 20% del gasto total en salud. Los costos médicos, sin embargo, son sólo parte del total de los costos relacionados con las enfermedades no transmisibles. [3]

En México, el costo directo estimado que representa la atención médica de las enfermedades atribuibles al sobrepeso y a la obesidad (enfermedades cardiovasculares, cerebro-vasculares, hipertensión, algunos cánceres, atención de diabetes mellitus tipo 2) se incrementó en 61% en el periodo 2000-2008 (valor presente), al pasar de 26.283 millones de pesos a por lo menos 42,246 millones de pesos. [9]

Para el 2017 se estima que dicho gasto alcance los 77.919 millones (en pesos de 2008). El costo para 2008 representó el 33,2% del gasto público federal en servicios de salud a la persona, presupuestado en ese ejercicio fiscal. [9]

El costo indirecto por la pérdida de productividad por muerte prematura atribuible al sobrepeso y la obesidad ha aumentado de 9.146 millones de pesos en el 2000 a 25.099 millones de pesos en el 2008. Esto implica una tasa de crecimiento promedio anual de 13,51%.[9]

Tan sólo en 2008 este costo indirecto afectó a 45.504 familias, las cuales probablemente enfrentarán una situación de gastos catastróficos y empobrecimiento por motivos de salud. Se estima que para el 2017 este costo indirecto alcanzará 72.951 millones (en pesos de 2008), con gastos catastróficos.

El costo total del sobrepeso y la obesidad (suma del costo indirecto y directo) ha aumentado (en pesos de 2008) de 35.429 millones de pesos en 2000 al estimado de 67.345 millones de pesos en 2008. La proyección para el 2017 asciende a 150.860 millones de pesos. [9]

La carga económica que estos costos representan para el sistema de salud pública y para el gasto de los hogares, es un riesgo tanto para la sustentabilidad de dicho sistema, como para los mismos hogares. [9]

La alta prevalencia de sobrepeso y obesidad es similar en los quintiles de mayor y menor ingreso del país, no así en los quintiles económicos intermedios. Sin embargo, los sectores más desfavorecidos de la población enfrentan una carga por las enfermedades crónicas asociadas con la obesidad, las cuales son un gasto repetitivo y de por vida, que les genera mayor vulnerabilidad a la pobreza o a recaer en ella.[9]

El sobrepeso y la obesidad son causa de empobrecimiento porque disminuyen la productividad laboral y provocan gastos catastróficos en salud, relacionados con enfermedades crónicas. Por ejemplo, actualmente 12% de la población que vive en pobreza tiene diabetes y 90% de esos casos se pueden atribuir a sobrepeso y obesidad.[2]

B. MARCO DE REFERENCIA.

En Australia (2007), Colles y cols., mediante estudio tipo cohorte realizado en una población de pacientes masculinos con obesidad, encontraron asociación directa entre la angustia (distress), el desorden psicológico de alimentación nocturna y el IMC, correspondiente a obesidad.[19]

En el año 2006, en Venezuela, G. Oviedo y cols., mediante estudio descriptivo, en una población de estudiantes de medicina, encontraron asociación entre la presencia de factores de riesgo y enfermedades crónicas no transmisibles (entre ellas la obesidad); además, encontraron que el factor de riesgo más frecuente fue el sedentarismo (72,49%), seguido de hábitos alcohólicos (68,3%) y tabáquicos (34,16%). El 58,3% tuvo alto consumo de carbohidratos, y el 37,5% de aceites y grasas.[20]

En Santiago de Chile (2006), estudio realizado por Alexis Tapia y cols., en pacientes con obesidad, demostró que el 61% tuvo depresión (según la subescala de depresión del cuestionario de Goldberg).[21]

En Monterrey Nuevo León (2005), estudio transversal, realizado por Nidia J. y cols., en adolescentes de ambos sexos, demostró que la obesidad predispone 23 veces más a hiperinsunlinemia (OR=23) y 5 veces más a dislipidemia (OR=5).[22]

En una escuela primaria del Distrito Federal, Nora Ramos y cols. (2006), mediante estudio transversal, calcularon la razón de momios para el riesgo de sobrepeso u obesidad de acuerdo al nivel de ingesta de comida rápida, y encontraron, que en los hombres, la ingesta frecuente de comida rápida aumenta 3,3 veces el riesgo de presentar sobrepeso u obesidad (OR=3,3).[23]

Claudia C. y cols., mediante estudio longitudinal, respaldados por el Instituto Nacional de Salud Pública (2007), encontraron que los estudiantes de Morelos que realizaron actividad física vigoroza, tuvieron

4.5 veces menos riesgo de presentar obesidad que los que no la realizaron (OR= 0,22).[15]

Un estudio descriptivo realizado por Blanca Chavez en 1996, en cadetes femeninas de la escuela militar de enfermeras, identificó prevalencia de 32,34% de obesidad, y concluyó que los menúes del servicio de alimentación estaban mal calculados y proporcionaban una dieta hipercalórica a esta población.[24]

En 1998 un estudio realizado por Maria López en militares en el activo de la Primera Brigada de Ingenieros, encontró que la prevalencia de obesidad era mayor (24%) que la prevalencia nacional de aquél entonces (21,5%), pero al hacer la comparación entre ambos grupos mediante la prueba de Z, no encontró diferencia estadísticamente significativa (Z= 1,14, p>0,05), además en este estudio no se encontró asociación estadísticamente significativa entre ser obeso y ser sedentario (X^2= 2,38 p>0,05), no se estableció la fuerza de asociación entre los factores estudiados, y por último demostró que los menúes presentaban exceso de calorías para esta población.[25]

Un estudio tipo casos y controles, realizado en militares atendidos en el Hospital Central Militar, por Paola Lizárraga y cols., en el 2007, encontró que el IMC mayor a 25 kg/m^2 tuvo una asociación estadísticamente significativa con la hipercolesterolemia, hiperuricemia e hipertensión arterial sistémica.[26]

Por último en el 2007, en pacientes con obesidad del área de orientación nutricional de la Unidad de Especialidades Médicas, se realizó un estudio descriptivo por Juan Reyes y cols., en el que se encontró prevalencia de ansiedad (47,4%) superior a la nacional (16%) y prevalencia de depresión (18%) similar a la nacional (20%).[27]

C. PLANTEAMIENTO DEL PROBLEMA.

La obesidad es uno de los problemas de salud pública principales, al cual se enfrenta México en la actualidad, dada su gran prevalencia, sus consecuencias y su asociación con las principales causas de mortalidad.

En los últimos seis años la prevalencia de sobrepeso y obesidad en el adulto ha aumentado 12% (ENSANUT, 2006) y tiene un patrón muy similar al de los mexicanos que viven en los Estados Unidos, que es uno de los grupos con mayor prevalencia, cercana al 70% tanto en hombres como mujeres. El problema es igualmente alarmante en niños y adolescentes.

Es necesario identificar con precisión los determinantes ambientales que contribuyen al problema, con gran énfasis en la comprensión de los factores básicos y subyacentes, tales como acceso a alimentos hipercalóricos, sedentarismo y deficiente educación específica para el autocuidado, y los mecanismos involucrados en estos procesos.

En el Ejército Mexicano la obesidad es motivo de incapacidad en primera categoría y baja del ejército con IMC de 40 y más, incapacidad en segunda categoría con un IMC entre 35 y 39,9, en tercera categoría con un IMC entre 30 y 34,9 y causa de cambio de arma o servicio, a petición de un consejo médico por provocar trastornos funcionales de menos del 20%, con IMC entre 28 y 29,9.[28]

Los estudios que se realizaron en nuestro medio se han limitado a describir la asociación entre la obesidad con ciertos factores, sin establecer epidemiológicamente que fuerza de asociación existe, por lo que no se puede saber, a partir de los datos actualmente disponibles, si son factores de riesgo, para padecer esta enfermedad, o por el contrario, protegen contra la aparición de la misma.[25]

El conocerlos, así como su fuerza de asociación permitirá establecer acciones encaminadas a prevenir, limitar, retardar o minimizar la aparición de la obesidad, y por ende sus secuelas y costos catastróficos para el Ejército.

Por esto se desprende la siguiente pregunta:
¿Son los inadecuados hábitos alimentarios, la actividad física deficiente, la ansiedad y la depresión factores de riesgo para tener obesidad en militares masculinos?

D. HIPÓTESIS

Los inadecuados hábitos alimentarios, la actividad física deficiente, la ansiedad y la depresión, son factores de riesgo para tener obesidad en militares masculinos de la Segunda Brigada de Infantería.

E. OBJETIVOS:

a. Objetivos generales:

1. Verificar la prevalencia de obesidad en la Segunda Brigada de Infantería.
2. Determinar si los inadecuados hábitos alimentarios, la actividad física deficiente, la ansiedad y la depresión, son factores de riesgo para tener obesidad en militares masculinos de la Segunda Brigada de Infantería.
3. Diseñar y validar un cuestionario para determinar los factores que constituyen riesgo de tener obesidad, mediante la revisión por un panel de 5 expertos (validez de contenido), la prueba alfa de Cronbach (consistencia), y el coeficiente de correlación intraclase (fiabilidad).

b. Objetivos específicos:

1. Evaluar los hábitos alimentarios, el nivel de actividad física, y la presencia de ansiedad y depresión en esta población, mediante el

cuestionario diseñado y validado.

2. Identificar si existe asociación entre los inadecuados hábitos alimentarios, el nivel de actividad física, la ansiedad y la depresión con la obesidad, en militares pertenecientes a la segunda brigada de infantería, y si es así, cuantificar epidemiológicamente su fuerza de asociación.

II. PLAN DE LA INVESTIGACIÓN.

A. TIPO DE ESTUDIO:
   a. Observacional
   b. Analítico
   c. Tipo casos y controles

B. POBLACIÓN, TAMAÑO Y SELECCIÓN DE LA MUESTRA:
   a. Población (Universo):
   Militares en el activo de la Segunda Brigada de Infantería.
   b. Tamaño y selección:
   La muestra se obtuvo mediante la fórmula $n = p \times q / (EP/Z)^2$
   Donde:
   n= tamaño de la muestra.
   p= proporción estimada de adultos masculinos en México con obesidad según la ENSANUT 2006 (24,2% o sea p= 0,242 en la teoría de los conjuntos).
   EP=p/2 (o sea 0,121).
   Z=1,96
   q= 1-p (o sea 0,758) [29,30,31,32]
   n= 48
   N= 3.000
   Este resultado, que asegura que en la muestra se encuentre representada la prevalencia de la obesidad, con 95% de confianza, resulta como pequeña, en virtud de ser muy elevada la prevalencia; sin embargo, para obtener porcentajes exactos se elevó "n" a más de 100 unidades estadísticas, elegidas al azar por medio de la lista nominal de la brigada.

C. VARIABLES:
- a. Independientes:
  1. Dieta hipercalórica:
     i. Naturaleza: cualitativa
     ii. Escala de medición: nominal
     iii. Unidad de medición: presente / ausente
     iv. Instrumento de medición o recolección de datos: Pregunta directa y cálculo con el programa informático NUTRIBER.
  2. Actividad física moderada:
     i. Naturaleza: cualitativa
     ii. Escala de medición: nominal
     iii. Unidad de medición: presente / ausente
     iv. Instrumento de medición o recolección de datos: pregunta directa
  3. Ansiedad:
     i. Naturaleza: cualitativa
     ii. Escala de medición: nominal
     iii. Unidad de medición: presente / ausente
     iv. Instrumento de medición o recolección de datos: escala de ansiedad y depresión hospitalaria (HAD)
  4. Depresión:
     i. Naturaleza: cualitativa
     ii. Escala de medición: nominal
     iii. Unidad de medición: presente / ausente
     iv. Instrumento de medición o recolección de datos: escala de ansiedad y depresión hospitalaria (HAD)

- b. Dependiente:
  1. Obesidad
     i. Naturaleza: cuantitativa

ii. Escala de medición: continua

iii. Unidad de medición: IMC (peso / (talla)^2)

iv. Instrumento de medición o recolección de datos: peso (kg) y talla (m)

F. MATERIALES Y MÉTODOS:

Para recolectar los datos requeridos para el estudio, se diseñó un cuestionario para detectar los factores que constituyen riesgo de padecer obesidad, este cuestionario fue evaluado por 5 expertos en el tema (validez de contenido), se aplicó el cuestionario a una muestra de 31 militares (piloto) escogidos aleatoriamente antes de empezar con el estudio (Anexo B). Se verificó la consistencia mediante la prueba de alfa de Cronbach, y la fiabilidad mediante el coeficiente de correlación intraclase[32], y posteriormente se ajustó el nuevo cuestionario y se aplicó a la muestra (n=189).[33]

Se solicitó por escrito la autorización de cada paciente para utilizar la información de las entrevistas con fines de investigación, y se respetó el principio de confidencialidad, según la normatividad nacional e internacional referente a investigación biomédica.

Se obtuvo su somatometría (peso y talla) de la siguiente manera:

a. Peso: La población de estudio asistió en ayuno al comedor de la brigada y después de haber defecado y orinado, y se les pesó con una báscula con precisión de 100gr. con la menor ropa posible.[5]

b. Talla: Fue medida con un estadímetro con precisión de 1cm. Cada militar se colocó erguido, con los talones unidos en una misma línea, brazos caídos con naturalidad a los costados, manos extendidas con naturalidad con la palma de la mano pegada al cuerpo, cabeza erguida con naturalidad, orientada con el plano de Frankfort (el punto medio de una de las orejas nivelado con el punto más bajo de los huesos de la órbita ocular del mismo lado) paralelo al piso. Una vez que la persona se encontró en la postura recomendada se deslizó el cursor hacia abajo hasta apoyarlo en la parte más alta de la cabeza del sujeto, se realizaron las lecturas con la mirada al frente a la altura del estadímetro. [5]

c. Definición epidemiológica de caso:

Se definió como casos (militares con obesidad) a los encuestados que cumplieron los criterios de inclusión para el estudio antes descrito y tuvieron IMC > 27 kg/m^2 ó > 25 kg/m^2 con talla baja (estatura menor de 1,60m).[17]

d. Definición epidemiológica de control:

Se definió como control a los militares en el activo, con edad entre 20 y 65 años, masculinos, con grado militar de soldado a general, sin obesidad.

e. Definición de nivel de actividad física:

Los niveles de actividad física se determinaron de la siguiente forma (realizados en 30 minutos y por lo menos 3 veces por semana):
1. Ligera: caminar.
2. Moderada: carrera, natación, bicicleta a velocidad baja, baile, basketball, voley- ball, foot- ball.
3. Intensa: hacer ejercicio con objetos muy pesados, cavar, hacer aerobics, spining, bicicleta a velocidad alta.[5]

f. Definición de dieta hipercalórica:

Se consideró como dieta hipercalórica si la cantidad de calorías consumida en promedio de los dos días interrogada en el anexo B

(Laboral y Domingo) excedió a la cantidad de calorías calculada por la fórmula de Harris-Benedict para pacientes masculinos (66,47 + 13,75 x peso (kg) + 5 x altura (cm) – 6,75 x edad (años)) [25, 34, 35] multiplicado por el factor de ajuste para actividad física según el nivel modal de ésta (sedentario (ninguna actividad (1,2)), Ligera (1,5), Moderada (1,7) o Intensa (2,2)) sumado al efecto térmico de los alimentos (7,5% de la cantidad de calorías promedio de los 2 días).[5]

g. Definición de ansiedad:

Se consideró como ansioso, al sujeto que obtuvo puntaje mayor a 7 en la escala de ansiedad y depresión hospitalaria (HAD), subescala para ansiedad.[36]

h. Definición de depresión:

Se consideró como deprimido, al sujeto que obtuvo puntaje mayor a 7 en la escala de ansiedad y depresión hospitalaria (HAD), subescala para depresión.[36]

i. Análisis de los datos:

Se describió la distribución de la muestra mediante medidas de tendencia central y medidas de dispersión.[30]

Se dividió a la población en casos (militares con obesidad según la definición epidemiológica de caso), se compararon con el mismo número de controles (militares con similares características que los controles pero sin obesidad) pareados por jerarquía (1:1).

El cálculo del riesgo de padecer obesidad, basado en la exposición a factores de riesgo en los militares se realizó de la siguiente forma:

Se construyó una tabla 2x2 para cada factor sospechoso con los siguientes componentes:

ACTIVIDAD FISICA MODERADA			
	OBESIDAD	NO OBESIDAD	
EXPUESTO	A	b	a+b
NO EXPUESTO	B	d	c+d
TOTAL	a+c	b+d	n

DIETA HIPERCALORICA			
	OBESIDAD(CASO)	NO OBESIDAD	
EXPUESTO	A	b	a+b
NO EXPUESTO	C	d	c+d
TOTAL	a+c	b+d	n

DEPRESIÓN			
	OBESIDAD	NO OBESIDAD	
EXPUESTO	A	b	a+b
NO EXPUESTO	C	d	c+d
TOTAL	a+c	b+d	n

ANSIEDAD			
	OBESIDAD	NO OBESIDAD	
EXPUESTO	A	b	a+b
NO EXPUESTO	C	d	c+d
TOTAL	a+c	b+d	n

	ASISTENCIA AL COMEDOR		
	OBESIDAD	NO OBESIDAD	
EXPUESTO	A	b	a+b
NO EXPUESTO	C	d	c+d
TOTAL	a+c	b+d	n

La significancia de la asociación entre exposición y enfermedad, se exploró estadísticamente con la prueba chi-cuadrada (X^2) mediante la fórmula: $X^2 = (n\,(ad-bc)^2)/((a+c)(b+d)(a+b)(c+d))$. [37]

La decisión se tomó con base en el valor estadístico de χ^2 con $p < 0,05$, si fue mayor que 3,841, se concluyó que hubo asociación entre exposición y enfermedad, estadísticamente significativa al nivel de 5% de significancia (95% de confianza).[38]

Posteriormente, desde el punto de vista epidemiológico, se cuantificó la fuerza de asociación entre la exposición al factor sospechoso y obesidad, por medio de la Odds Ratio (OR) que corresponde a la razón de productos cruzados de la tabla 2x2 mediante la fórmula:

OR = (axd) / (bxc).

Se calificó de la siguiente forma:

La OR igual a 1 sugirió ausencia de asociación exposición-enfermedad.

La OR mayor a 1 sugirió exposición de riesgo.

La OR menor a 1 sugirió un efecto protector.[37, 39]

Para hacer los cálculos se utilizó el programa estadístico Statistical Product and Service Solutions (SPSS) versión 17.

Por último se evaluaron los menúes del comedor de esa unidad mediante el programa informático NUTRIBER a fin de valorar si eran adecuados para las necesidades energéticas de los militares de esta población.[34]

III. RESULTADOS.

La población total, de la 2ª Brigada de Infantería independiente, estuvo formada por 3.000 militares masculinos en el activo, de diferentes armas (infantería, artillería, etc.) y servicios (sanidad, intendencia, etc.), así como de diferentes grados militares (General, Coronel, Tte. Coronel, etc.).

A. RESULTADOS DE LA PRUEBA PILOTO:

El cuestionario diseñado para determinar los factores que constituyen riesgo de tener obesidad (instrumento) tuvo buena validez de contenido, consistencia (alfa= 0,787), y fiabilidad (coeficiente de correlación intraclase= 78%).[40]

B. PREVALENCIA DE OBESIDAD:

La prevalencia de obesidad de la Segunda Brigada de Infantería (n=189) fue mayor (26,5 por cada 100 personas) que la encontrada en la Encuesta Nacional de Salud y Nutrición del año 2006 (24,2 por cada 100 personas), sin embargo, la consideración de obesidad de la ENSANUT 2006 fue diferente (IMC $\geq$ 30 kg/m^2) a la de la NOM-174-SSA1-1998 (IMC >27 kg/m^2) utilizada en esta investigación.

C. DESCRIPCIÓN DE LA MUESTRA:

Los 50 casos encontrados se parearon por jerarquía (tropa, oficiales, jefes y generales) con el mismo número de controles al azar de la misma muestra (1:1).

La población final de estudio (50 casos y 50 controles) presentó edad media de 26,84 años (DE= 6,44, EE= 0,64), peso medio de 73,10 Kg. (DE= 9,86, EE= 0,99), estatura media de 1,66 m (DE= 0,05, EE= 0,01), IMC medio de 26,53 Kg/m^2, las necesidades energéticas promedio necesarias de esta población fueron de 2.536 kilocalorías (DE= 377,

EE= 37,7) (Tabla1).

TABLA1
DESCRIPCIÓN DE LA POBLACIÓN FINAL DE ESTUDIO (50 CASOS Y 50 CONTROLES), SEGUNDA BRIGADA DE INFANTERÍA, MARZO-ABRIL, 2010.

VARIABLE	MEDIA	DE	EE
Edad (años)	26,84	6,44	0,64
Peso (kg)	73,1	9,86	0,99
Estatura (m)	1,66	0,05	0,01
IMC (kg/m2)	26,53	-	-
Calorias necesarias (Kcal)	2.536	377	37,7

Tabla1. Características de la población de estudio, en donde se observan los promedios de edad, peso, estatura, IMC y necesidades calóricas.

Fuente: Original

En cuanto a la distribución por grado el 86% fueron de tropa, el 12% oficiales, el 2% jefes, y el 0% generales. (Figura1)

FIGURA 1
DISTRIBUCION DE LA POBLACION DE ESTUDIO POR JERARQUIA MILITAR, SEGUNDA BRIGADA DE INFANTERÍA, MARZO- ABRIL, 2010

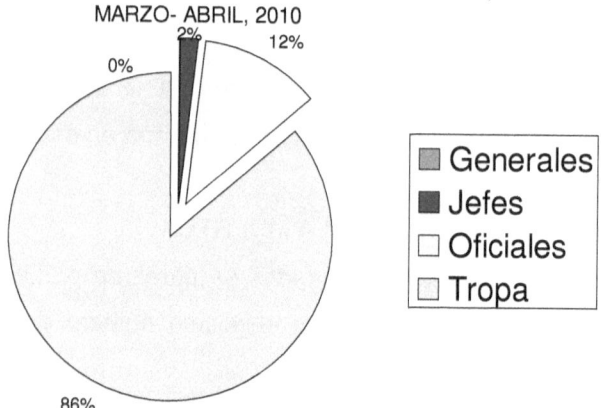

Figura1. Distribución de la población de estudio por jerarquía, en donde se observa que el 86% fueron de tropa, el 12% fueron oficiales, el 2% fueron jefes y no hubo generales.

Fuente: Original

En cuanto a las variables de estudio, el 61% de esta población presentó depresión, el 37% presentó ansiedad, el 43% tuvo una dieta hipercalórica, el 67% tuvo actividad física moderada por 30 minutos o más en 3 días a la semana, el 63% asistió al comedor de la brigada en más de una ocasión al día en por lo menos 3 días a la semana (Tabla2).

TABLA 2
DISTRIBUCIÓN DE LAS VARIABLES EN LA SEGUNDA BRIGADA DE INFANTERÍA, MARZO-ABRIL, 2010

VARIABLE	PORCENTAJE
Depresión	61%
Ansiedad	37%
Dieta hipercalórica	43%
Actividad física moderada	67%
Asistencia al comedor	63%

Tabla 2. Distribución de las variables en la población de estudio, en donde se observan los porcentajes de depresión, ansiedad, dieta hipercalórica, actividad física moderada y asistencia al comedor.

Fuente: Original

Al separarlos por casos y controles:

a. Casos:

TABLA 3
DESCRIPCIÓN DE LOS CASOS EN LA SEGUNDA BRIGADA DE INFANTERÍA, MARZO-ABRIL, 2010.

VARIABLE	MEDIA	DE	EE
Edad (años)	29,08	7,72	0,77
Peso (kg)	79,59	8,26	0,82
Estatura (m)	1,66	0,05	0,01
IMC (kg/m^2)	28,78	-	-
Calorías necesarias (Kcal.)	2555,02	441,37	44,14

Tabla3. Características de los casos, en donde se observan los promedios de edad, peso, estatura, IMC y necesidades calóricas.

Fuente: Original

TABLA 4
DISTRIBUCIÓN DE LAS VARIABLES EN LOS CASOS DE
SEGUNDA BRIGADA DE INFANTERÍA, MARZO-ABRIL, 2010

VARIABLE	PORCENTAJE
Depresión	68%
Ansiedad	36%
Dieta hipercalórica	68%
Actividad física moderada	50%
Asistencia al comedor	64%

Tabla4. Distribución de las variables en los casos, en donde se observan los porcentajes de depresión, ansiedad, dieta hipercalórica, actividad física moderada y asistencia al comedor.

Fuente: Original

b. Controles:

TABLA 5
DESCRIPCIÓN DE LOS CONTROLES EN LA SEGUNDA
BRIGADA DE INFANTERÍA, MARZO-ABRIL, 2010.

VARIABLE	MEDIA	DE	EE
Edad (años)	24,60	3,74	0,37
Peso (kg)	66,62	6,49	0,65
Estatura (m)	1,66	0,05	0,01
IMC (kg/m^2)	24,2	-	-
Calorias necesarias (kcal)	2.515,63	306,80	30,68

Tabla5. Características de los controles, en donde se observan los promedios de edad, peso, estatura, IMC y necesidades calóricas.

Fuente: Original

TABLA 6
DISTRIBUCIÓN DE LAS VARIABLES EN LOS CONTROLES DE
SEGUNDA BRIGADA DE INFANTERÍA, MARZO-ABRIL, 2010

VARIABLE	PORCENTAJE
Depresión	54%
Ansiedad	38%
Dieta hipercalórica	18%
Actividad física moderada	84%
Asistencia al comedor	62%

Tabla 6. Distribución de las variables en los controles, en donde se observan los porcentajes de depresión, ansiedad, dieta hipercalórica, actividad física moderada y asistencia al comedor.

Fuente: Original

Se observó que existió diferencia entre los casos y controles para la media de las variables de edad (29,08 contra 24,6 respectivamente, z=3,69), peso (79,9 contra 66,62 respectivamente, z=8,73) e índice de masa corporal (28,7 contra 24,2 respectivamente, z=8,72), no así en las variables de estatura y calorías necesarias (Tabla 7).

TABLA 7
CARACTERÍSTICAS DE LOS CASOS (OBESIDAD) Y CONTROLES EN LA SEGUNDA BRIGADA DE INFANTERÍA, MARZO-ABRIL, 2010.

	CASOS			CONTROLES			
VARIABLE	MEDIA	DE	EE	MEDIA	DE	EE	DIFERENCIA (Z)
Edad (años)	29,08	7,72	0,77	24,6	3,74	0,37	3,69
Peso (kg)	79,59	8,26	0,82	66,62	6,49	0,65	8,73
Estatura (m)	1,66	0,05	0,01	1,66	0,05	0,01	0
IMC (kg/m^2)	28,78	-	-	24,2	-	-	8,72
Calorías necesarias (Kcal)	2.555,02	441,37	44,14	2.515,63	306,8	30,68	0,51

Por otro lado, se observó que existió diferencia entre los casos y controles para la prevalencia de las variables de dieta hipercalórica (68% contra 18% respectivamente, z=5,85) y actividad física moderada (50% contra 84% respectivamente, z=3,87), no así para las variables de depresión, ansiedad y asistencia al comedor institucional (Tabla 8).

TABLA 8
PREVALENCIA DE LAS VARABLES EN LOS CASOS (OBESIDAD) Y CONTROLES EN LA SEGUNDA BRIGADA DE INFANTERÍA, MARZO-ABRIL, 2010.

VARIABLE	PREVALENCIA CASOS	PREVALENCIA CONTROLES	DIFERENCIA (Z)
Depresión	68%	54%	1,45
Ansiedad	36%	38%	0,20
Dieta hipercalórica	68%	18%	5,85
Actividad física moderada	50%	84%	3,87
Asistencia al comedor	64%	62%	0,20

D. RESULTADO DE LOS FACTORES DE RIESGO:

En el análisis crudo se observó que la actividad física moderada tuvo asociación inversa, estadísticamente significativa, con la presencia de obesidad con X^2= 13,07 (significancia estadística del test exacto de Fisher de 0,0002). Los militares que realizaron actividad física moderada por 30 minutos, por lo menos 3 días de la semana, tuvieron 5 veces menos riesgo de tener obesidad que los militares que no la realizaron (OR= 0,19 (IC95% de 0,07 a 0,48)) (Tabla 9).

TABLA 9
ANALISIS CRUDO DE LA ACTIVIDAD FISICA MODERADA COMO FACTOR DE RIESGO PARA TENER OBESIDAD EN LA 2ª BRIGADA DE INFANTERIA EN EL PERIODO DE MARZO- ABRIL 2010

	ACTIVIDAD FISICA MODERADA		
	OBESIDAD	CONTROL	
EXPUESTO	25	42	67
NO EXPUESTO	25	8	33
TOTAL	50	50	100
OR= 0,1905 (de 0,0746 a 0,4864)	X^2= 13,0710 (p< 0.001)	Test exacto de Fisher < 0,001	

Tabla 9. Resultados del análisis crudo de la actividad física moderada como factor de riesgo para tener obesidad, donde se observa la significancia: OR, X^2 y Test exacto de Fisher.

Fuente: Original.

En el ajuste por jerarquía se observó, que para la tropa, la actividad física moderada tuvo asociación inversa estadísticamente significativa con la presencia de obesidad, con X^2= 11,79 (significancia estadística del test exacto de Fisher de 0,0006). Los militares que realizaron actividad física moderada por 30 minutos, por lo menos 3 días de la semana, tuvieron 5 veces menos riesgo de tener obesidad que los militares que no la realizaron, OR= 0,19 (IC95% de 0,07 a 0,50) (Tabla 10).

TABLA 10
ANALISIS AJUSTADO POR JERARQUIA (TROPA) DE LA ACTIVIDAD FISICA MODERADA COMO FACTOR DE RIESGO PARA TENER OBESIDAD EN LA 2ª BRIGADA DE INFANTERIA EN EL PERIODO DE MARZO- ABRIL 2010

ACTIVIDAD FISICA MODERADA TROPA			
	OBESIDAD	CONTROL	
EXPUESTO	19	38	57
NO EXPUESTO	21	8	29
TOTAL	40	46	86
OR= 0,1905 (0,0713-0,5091)	X^2= 11,7998 (p< 0,001)	Test exacto de Fisher< 0,001	

Tabla 10. Resultados del análisis ajustado por jerarquía (tropa) de la actividad física moderada como factor de riesgo para tener obesidad, donde se observa la significancia: OR, X^2 y Test exacto de Fisher.

Fuente: Original.

Para los oficiales, la actividad física moderada no tuvo asociación con la presencia de obesidad con X^2= 1,20 (significancia estadística del test exacto de Fisher de 0.42), y además OR= 0 (IC95%= sin definir)(Tabla 11).

TABLA 11
ANALISIS AJUSTADO POR JERARQUÍA (OFICIALES) DE LA ACTIVIDAD FISICA MODERADA COMO FACTOR DE RIESGO PARA TENER OBESIDAD EN LA 2ª BRIGADA DE INFANTERIA EN EL PERIODO DE MARZO- ABRIL 2010

ACTIVIDAD FISICA MODERADA OFICIALES			
	OBESIDAD	CONTROL	
EXPUESTO	6	4	10
NO EXPUESTO	2	0	2
TOTAL	8	4	12
OR= 0 (sin definir)	X^2= 1,2 (p=0.2733)	Fisher= 0,4242	

Tabla 11. Resultados del análisis ajustado por jerarquía (oficiales) de la actividad física moderada como factor de riesgo para tener obesidad, donde se observa la significancia: OR, X^2 y Test exacto de Fisher.
Fuente: Original.

Ninguno de los 2 jefes realizó actividad física moderada (Tabla 12).

TABLA 12
ANALISIS AJUSTADO POR JERARQUÍA (JEFES) DE LA ACTIVIDAD FISICA MODERADA COMO FACTOR DE RIESGO PARA TENER OBESIDAD EN LA 2ª BRIGADA DE INFANTERIA EN EL PERIODO DE MARZO- ABRIL 2010

	ACTIVIDAD FISICA MODERADA JEFES		
	OBESIDAD	CONTROL	
EXPUESTO	0	0	0
NO EXPUESTO	2	0	2
TOTAL	2	0	2
OR= 0	X^2= 0	Fisher= 0	

Tabla 12. Resultados del análisis ajustado por jerarquía (jefes) de la actividad física moderada como factor de riesgo para tener obesidad, donde se observa la significancia: OR, X^2 y Test exacto de Fisher. Fuente: Original.

En el análisis crudo se observó que la dieta hipercalórica tuvo asociación directa estadísticamente significativa con la presencia de obesidad con X^2= 25,49 (significancia estadística del test exacto de Fisher de $3,57^{-07}$). Los militares que tuvieron dieta hipercalórica, presentaron 10 veces más riesgo de tener obesidad que los que no la tuvieron (OR= 9,68 (IC95% de 3,80 a 24,65)) (Tabla 13).

TABLA 13
ANALISIS CRUDO DE LA DIETA HIPERCALORICA COMO FACTOR DE RIESGO PARA TENER OBESIDAD EN LA 2ª BRIGADA DE INFANTERIA EN EL PERIODO DE MARZO- ABRIL 2010

	DIETA HIPERCALORICA		
	OBESIDAD	CONTROL	
EXPUESTO	34	9	43
NO EXPUESTO	16	41	57
TOTAL	50	50	100
OR= 9,68 (3,8017- 24,6506)	X^2= 25,4998 (p<0,001)	Fisher < 0,001	

Tabla 13. Resultados del análisis crudo de la dieta hipercalórica como factor de riesgo para tener obesidad, donde se observa la significancia: OR, X^2 y Test exacto de Fisher.

Fuente: Original.

En el ajuste por jerarquía se observó, que para la tropa, la dieta hipercalórica tuvo asociación directa estadísticamente significativa con la presencia de obesidad con $X^2= 20,28$ (significancia estadística del test exacto de Fisher de $6,63^{-06}$). Los militares que tuvieron dieta hipercalórica, presentaron 9 veces más riesgo de tener obesidad que los que no la tuvieron (OR= 8,82 (IC95% de 3,23 a 24,02)) (Tabla 14).

TABLA 14
ANALISIS AJUSTADO POR JERARQUÍA (TROPA) DE LA DIETA HIPERCALÓRICA COMO FACTOR DE RIESGO PARA TENER OBESIDAD EN LA 2ª BRIGADA DE INFANTERIA EN EL PERIODO DE MARZO- ABRIL 2010

DIETA HIPERCALÓRICA TROPA			
	OBESIDAD	CONTROL	
EXPUESTO	26	8	34
NO EXPUESTO	14	38	52
TOTAL	40	46	86
OR= 8,8214 (3,2396-24.0205)	X^2= 20,28 (p<0,001)	Fisher < 0,001	

Tabla 14. Resultados del análisis ajustado por jerarquía (tropa) de la dieta hipercalórica como factor de riesgo para tener obesidad, donde se observa la significancia: OR, X^2 y Test exacto de Fisher.

Fuente: Original.

Para los oficiales, la dieta hipercalórica no tuvo asociación estadísticamente significativa con la presencia de obesidad con $X^2= 2,74$ (significancia estadística del test exacto de Fisher de 0,15) (Tabla 15).

TABLA 15
ANALISIS AJUSTADO POR JERARQUÍA (OFICIALES) DE LA DIETA HIPERCALÓRICA COMO FACTOR DE RIESGO PARA TENER OBESIDAD EN LA 2ª BRIGADA DE INFANTERIA EN EL PERIODO DE MARZO- ABRIL 2010

	DIETA HIPERCALÓRICA OFICIALES		
	OBESIDAD	CONTROL	
EXPUESTO	6	1	7
NO EXPUESTO	2	3	5
TOTAL	8	4	12
OR= 9 (0,5629-143,8949)	X^2= 2,7429 (p> 0,05)	Fisher >0,05	

Tabla 15. Resultados del análisis ajustado por jerarquía (oficiales) de la dieta hipercalórica como factor de riesgo para tener obesidad, donde se observa la significancia: OR, X^2 y Test exacto de Fisher.

Fuente: Original.

Los 2 jefes tuvieron dieta hipercalórica.

En el análisis crudo se observó que la depresión no tuvo asociación estadísticamente significativa con la presencia de obesidad con $X^2= 2,05$ (significancia estadística del test exacto de Fisher de 0,10), sin embargo presentó OR= 1,81 (Tabla 16).

TABLA 16
ANALISIS CRUDO DE LA DEPRESION COMO FACTOR DE RIESGO PARA TENER OBESIDAD EN LA 2ª BRIGADA DE INFANTERIA EN EL PERIODO DE MARZO- ABRIL 2010

	DEPRESION		
	OBESIDAD	CONTROL	
EXPUESTO	34	27	61
NO EXPUESTO	16	23	39
TOTAL	50	50	100
OR= 1,81 (0,8022-4,0849)	$X^2= 2,0597$ (p> 0,05)	Fisher > 0,05	

Tabla 16. Resultados del análisis crudo de la depresión como factor de riesgo para tener obesidad, donde se observa la significancia: OR, X^2 y Test exacto de Fisher.

Fuente: Original.

En el ajuste por jerarquía se observó, que para la tropa, la depresión tuvo asociación estadísticamente significativa con la presencia de obesidad con X^2= 3,95 (significancia estadística del test exacto de Fisher de 0,03). Los militares que tuvieron depresión, presentaron 2,52 veces más riesgo de tener obesidad que los que no la tuvieron (OR= 2,52 (IC95% de 1,00 a 6,33)) (Tabla 17).

TABLA 17
ANALISIS AJUSTADO POR JERARQUÍA (TROPA) DE LA DEPRESION COMO FACTOR DE RIESGO PARA TENER OBESIDAD EN LA 2ª BRIGADA DE INFANTERIA EN EL PERIODO DE MARZO- ABRIL 2010.

	DIETA HIPERCALÓRICA TROPA		
	OBESIDAD	CONTROL	
EXPUESTO	30	25	55
NO EXPUESTO	10	21	31
TOTAL	40	46	86
OR= 2,52 (1,003-6,3317)	X^2= 3,95 (p<0,05)	Fisher < 0,05	

Tabla 17. Resultados del análisis ajustado por jerarquía de la depresión como factor de riesgo para tener obesidad, donde se observa la significancia: OR, X^2 y Test exacto de Fisher.

Para los oficiales, la depresión no tuvo asociación estadísticamente significativa con la presencia de obesidad con $X^2= 0,17$ (significancia estadística del test exacto de Fisher de 0,57). Uno de los jefes tuvo depresión y el otro jefe no.

En el análisis crudo se observó que la ansiedad no tuvo asociación estadísticamente significativa con la presencia de obesidad con $X^2= 0,04$ (significancia estadística del test exacto de Fisher de 0,5) (Tabla 18).

TABLA 18
ANALISIS CRUDO DE LA ANSIEDAD COMO FACTOR DE RIESGO PARA TENER OBESIDAD EN LA 2ª BRIGADA DE INFANTERIA EN EL PERIODO DE MARZO- ABRIL 2010

	ANSIEDAD		
	OBESIDAD	CONTROL	
EXPUESTO	18	19	37
NO EXPUESTO	36	38	37
TOTAL	50	50	100
OR= 0,9178 (0,4074-2,0675)	X^2= 0,0429 (p= 0,8359)	Fisher= 0,5	

Tabla 18. Resultados del análisis crudo de la ansiedad como factor de riesgo para tener obesidad, donde se observa la significancia: OR, X^2 y Test exacto de Fisher.

Fuente: Original.

En el ajuste por jerarquía se observó, que para la tropa, la ansiedad no tuvo asociación estadísticamente significativa con la presencia de obesidad con $X^2 = 0,10$ (significancia estadística del test exacto de Fisher de 0,46). Para los oficiales, la ansiedad no tuvo asociación estadísticamente significativa con la presencia de obesidad con $X^2 = 0,30$ (significancia estadística del test exacto de Fisher de 0,57). Ninguno de los 2 jefes tuvo ansiedad.

En el análisis crudo se observó que la asistencia al comedor no tuvo asociación estadísticamente significativa con la presencia de obesidad con $X^2 = 0,04$ (significancia estadística del test exacto de Fisher de 0,5) (Tabla 19).

TABLA 19
ANALISIS CRUDO DE LA ASISTENCIA AL COMEDOR COMO FACTOR DE RIESGO PARA TENER OBESIDAD EN LA 2ª BRIGADA DE INFANTERIA EN EL PERIODO DE MARZO- ABRIL 2010

	ASISTENCIA AL COMEDOR		
	OBESIDAD	CONTROL	
EXPUESTO	32	31	63
NO EXPUESTO	18	19	37
TOTAL	50	50	100
OR= 1,0896 (0,4837-2,4546)	$X^2= 0,0429$ (p= >0,05)	Test exacto de Fisher > 0,05	

Tabla 19. Resultados del análisis crudo de la asistencia al comedor como factor de riesgo para tener obesidad, donde se observa la significancia: OR, X^2 y Test exacto de Fisher.

Fuente: Original.

En el ajuste por jerarquía se observó, que para la tropa, la asistencia al comedor no tuvo asociación estadísticamente significativa con la presencia de obesidad con $X^2= 0,002$ (significancia estadística del test exacto de Fisher de 0,56. Para los oficiales, la asistencia al comedor no tuvo asociación estadísticamente significativa con la presencia de obesidad con $X^2= 0,75$ (significancia estadística del test exacto de Fisher de 0,40). Uno de los 2 jefes asistió al comedor y el otro no (Tabla 20).

TABLA 20. ANALISIS DE LOS FACTORES DE RIESGO PARA TENER OBESIDAD EN LA SEGUNDA BRIGADA DE INFANTERIA EN EL PERIODO DE MARZO- ABRIL 2010

FACTOR DE RIESGO	CASO	CONTROL	X²	P	FISHER	OR
ACTIVIDAD FISICA MODERADA	25	42	13,07	0,0003	0,0002	**0,1900**
TROPA	19	38	11,79	0,0005	0,0006	**0,1900**
OFICIALES	6	4	1,20	0,2733	0,4242	0
JEFES	0	0	-	-	-	-
DIETA HIPERCALORICA	34	9	25,4998	0,0000	0,0000	**9,6806**
TROPA	26	8	20,2865	0,0000	0,0000	**8,8214**
OFICIALES	6	1	2,7429	0,0976	0,1515	9,0000
JEFES	2	0	-	-	-	-
DEPRESION	34	27	2,0597	0,1512	0,1092	1,8102
TROPA	30	25	3,9584	0,0466	0,0381	**2,5200**
OFICIALES	3	2	0,1714	0,6788	0,5757	0,6000
JEFES	1	0	-	-	-	-
ANSIEDAD	18	19	0,0429	0,8359	0,5000	0,9178
TROPA	17	18	0,1007	0,7510	0,4609	1,1498
OFICIALES	1	1	0,3000	0,5838	0,5757	0,4286
JEFES	2	0	-	-	-	-
ASISTENCIA AL COMEDOR	32	31	0,0429	0,8359	0,5000	1,0896
TROPA	25	29	0,0027	0,9585	0,5675	0,9770
OFICIALES	6	2	0,7500	0,3864	0,4060	3,0000
JEFES	1	0	-	-	-	-

Tabla 20. Resultado del análisis de los factores de riesgo para tener obesidad, donde se observa la significancia: OR, X^2 y Test exacto de Fisher.

Fuente: Original.

Mediante el programa informático NUTRIBER, se realizó la evaluación de los menúes del comedor de la brigada y se encontró que proporcionaron en promedio 3.441 kilocalorias (DE= 251, EE= 62,8), al compararlo con las necesidades energéticas de la población en estudio ((2.536 kilocalorías (DE= 377, EE= 3,77)), se observó que los menús excedieron en 905 kilocalorias a las necesidades energéticas de esta población.

IV. DISCUSIÓN.

La obesidad es uno de los problemas de salud pública principales, al cual se enfrenta México en la actualidad, dada su gran prevalencia, sus consecuencias y su asociación con las principales causas de mortalidad.

La prevalencia de obesidad encontrada en este estudio (26,5 por cada 100 personas) resultó ser similar a la de la Encuesta Nacional de Salud y Nutrición 2006 (ENSANUT 2006) (24,2 por cada 100 personas), sin embargo los resultados no son comparables, ya que ésta define a la obesidad como IMC ≥ 30 kg/m.

La norma vigente para el tratamiento integral del sobrepeso y la obesidad, a partir del 4 de Agosto del año 2010, es la NOM-008-SSA3-2010, ésta considera a la obesidad como IMC ≥ 30 kg/m^2 y al sobrepeso como IMC >27 kg/m^2, si convertimos la prevalencia de obesidad encontrada en nuestro estudio a esta nueva consideración, tendremos prevalencia de 5,8 por cada 100 personas, sin embargo, la prevalencia de sobrepeso en la Segunda Brigada de Infantería es más alta (46,6 por cada 100 personas) que la encontrada en la ENSANUT 2006 (42,5 por cada 100 personas).[41]

Estos resultados muestran un panorama alentador y gran campo de acción para la salud pública, el Ejército Mexicano, ya que está a tiempo de revertir esta problemática si se llevan a cabo acciones adecuadas, porque la mayoría de afectados no se encuentran con IMC de 30.

La mayor edad encontrada en los casos podría explicar, en parte, que los mismos no realicen actividad física moderada, en comparación con los controles, esto aunado a que las necesidades calóricas en ambos grupos son iguales, pero los casos consumen una dieta hipercalórica.

La actividad física moderada es un factor protector para desarrollar obesidad (5 veces menos riesgo). Resultados similares se encontraron en estudios en Morelos (OR=0,5)[15], y en el Estado de México (OR=0,71)[42].

Este resultado confirma nuestra hipótesis y refuerza la idea de que la actividad física moderada realizada por lo menos durante 30 minutos, en 3 ocasiones por semana es necesaria para evitar el desarrollo de obesidad, y por lo tanto no debe eliminarse de nuestras actividades diarias como miembros del Ejército mexicano, antes bien debe hacerse un esfuerzo por tener suficiente gente preparada en esta ámbito que guíe al resto de la población hacia la realización de ejercicios aeróbicos dirigidos, ya que, a pesar de que está ordenado, en algunas instalaciones, no se realiza actividad física, y en las que se realiza, se hace a manera de distracción, con aproximadamente 10 minutos de calentamiento dirigidas por el oficial o encargado con poca experiencia y nula preparación en este aspecto, y después juegan un partido de foot-ball o basket-ball, por ejemplo, y matar el tiempo destinado a esta actividad, sin buscar un fin común, ni estar dirigido hacia la conservación del peso saludable con ejercicio aeróbico o en su caso disminución del mismo.

La dieta hipercalórica es un factor de riesgo para desarrollar obesidad (9 veces más riesgo). Resultados similares se encontraron en el Distrito Federal (OR=3,3)[23] y en un hospital del IMSS del Distrito Federal (OR=2,39)[43]. Este resultado confirma nuestra hipótesis y refuerza la idea de que la dieta hipercalórica es un factor de riesgo para desarrollar obesidad, y por lo tanto debe ponerse especial cuidado al servicio de alimentación y en las tiendas del interior de la institución, con la finalidad de no contribuir al ambiente obesígeno de nuestra población.

La depresión es un factor de riesgo para tener obesidad (2 veces más riesgo). Resultados similares se encontraron en un hospital del IMSS del Distrito Federal (OR=3,38)[43], (Guadalajara (OR= 3,17)[44] y en Coahuila (OR=1,85)[45]. Este resultado confirma nuestra hipótesis y refuerza la idea de que, por lo menos para la tropa, la depresión es un factor de riesgo para el desarrollo de obesidad en los estratos más bajos de la población militar, y por lo tanto debe ponerse especial cuidado en ésta y tratar de encontrar su causa a fin de eliminarla o disminuirla.

La ansiedad no estuvo asociada con el desarrollo de obesidad. Resultados similares se encontraron en un hospital del IMSS del Distrito Federal (OR =1,00)[43]. Este resultado rechaza nuestra hipótesis y refuerza la idea de que la ansiedad no es un factor de riesgo para el desarrollo de obesidad, por lo menos, en esta población militar.

La asistencia al comedor no estuvo asociada con el desarrollo de obesidad. No es posible comparar estos resultados, debido a que no se han hecho estudios similares en nuestra población. Este resultado rechaza nuestra hipótesis y refuerza la idea de que la asistencia al comedor no es un factor de riesgo para el desarrollo de obesidad en la población militar.

Al comparar las calorías de los menús del servicio de alimentación (3.441 kcal.), encontramos que excedieron a las necesidades energéticas de esta población (2.536 kcal.), en 905 kilocalorías. Resultados similares se observaron en la Escuela Militar de Enfermeras (menús de 3.750 kcal.)[24] y en la Primera Brigada de Ingenieros Militares (necesidades de la población=3.000 kcal., menús= 3.601,12 kcal.)[25]. Este resultado confirma nuestra hipótesis y refuerza la idea de que los menús de la Segunda Brigada de Infantería se encuentran mal calculados, por tanto debe ponerse especial cuidado en ello, ya que podrían contribuir al aumento de la prevalencia de obesidad en el Ejército mexicano.

Como puntos débiles del estudio podría mencionar que no nos apegamos a la Norma Oficial Mexicana para el «tratamiento integral del sobrepeso y la obesidad», vigente a partir del 4 de Agosto del año 2010 (NOM-008-SSA3-2010), que define a la obesidad como IMC $\geq$ 30 kg/m^2 y al sobrepeso como IMC >27 kg/m^2. Sin embargo, por un lado esta norma se publicó posterior a la realización del estudio, y por otro lado no estamos de acuerdo con su utilización, ya que existen estudios en los que se ha demostrado que en nuestra población mexicana con un IMC de 27 kg/m² ya tiene mayor prevalencia de hiperinsulinemia, hiperglicemia, hipertrigiceridemia, diabetes e hipertensión arterial, además presentan un porcentaje de grasa similar al de obesidad que pacientes con IMC $\geq$ 30 kg/m2 de otros países.

También como punto débil mencionaremos la imposibilidad de extrapolación de los resultados a la totalidad del Ejército mexicano, ya que este tipo de población militar (arma de infantería) está considerada como una de las que realizan mayor actividad física.

Por último, otro punto débil es en relación a que comparamos con la población general las OR para los factores de riesgo, sin embargo no existen estudios de este tipo en población militar mexicana, por lo que es imperativo continuar con estudios como éste en la totalidad de la población militar a fin de poder contar con información más objetiva.

V. **CONCLUSIONES.**

Aunque los resultados encontrados en este estudio podrían parecer predecibles ya que coinciden con otros artículos publicados, la importancia de los mismos radica en que en nuestro conocimiento, es el primer estudio con éstas características que se realiza en población militar mexicana, es por ello que sienta las bases para no seguir dependiendo de la información obtenida en otras poblaciones, lo cual nos permitirá hacer intervenciones más objetivas.

Por otro lado, sabemos que en ocasiones no existe la posibilidad de intervenir en todos los factores de riesgo, por diversos motivos como el económico, gracias a los resultados de este estudio podemos priorizar intervenciones en la población, atacando en primer lugar la ingesta hipercalórica, en segundo lugar promoviendo la actividad física, y en tercer lugar el origen de la depresión de la tropa.

Por último este estudio rompe el paradigma de que toda la población militar mexicana realiza actividad física moderada, justificando con esto el menú hipercalórico al que son expuestos. Sin embargo, gracias a este estudio, se demuestra que, aun tomando en cuenta su actividad física, los menús exceden en 905 kcal. sus necesidades energéticas.

Estos resultados muestran un panorama alentador y gran campo de acción para la salud pública, ya que el Ejército Mexicano está a tiempo de revertir esta problemática si se llevan a cabo acciones adecuadas, puesto que la mayoría de los afectados no presentan un IMC de 30 kg/m^2.

VI. PERSPECTIVAS Y RECOMENDACIONES.

Derivado de los hallazgos de esta investigación, se propone:

a. Reconocer a la obesidad como enfermedad, y registrar la incidencia y prevalencia de la misma en todo el Ejército Mexicano.
b. Hacer estudios de costos para evaluar económicamente la carga de esta enfermedad para la institución.
c. Crear un programa preventivo para obesidad por parte de la Sección de Salud Pública de la Dirección General de Sanidad.
d. Crear un equipo multidisciplinario que contemple los ámbitos culturales y sociales del ambiente en que se desenvuelve el paciente para la prevención y tratamiento de la obesidad, que incluya médico, nutriólogo, psicólogo e instructor físico, o en su defecto, mejorar el sistema de referencia, contra-referencia y seguimiento de los pacientes con sobrepeso y obesidad.
e. Realizar el estudio en todo el Ejército Mexicano.
f. Incluir mujeres en la investigación para verificar si el género no influye en los resultados.
g. Incluir a todas las jerarquías en la investigación.
h. Utilizar en el estudio la nueva Norma Oficial Mexicana para el tratamiento de la obesidad que entró en vigor en este año para la consideración de obesidad.
i. Continuar con la realización de actividad física moderada en nuestras actividades diarias y contratar a más personal capacitado para que guíe al resto de la población hacia la realización de ejercicios aeróbicos dirigidos, con duración de por lo menos 30 minutos diarios y con el propósito de disminuir o mantener el IMC.
j. Revisar exhaustivamente los menúes del comedor de la brigada por personal médico calificado o en su defecto licenciados en nutrición.
k. Formar a médicos en el área de nutrición y obesidad, y contratar

nutriólogos suficientes para dar tratamiento a los pacientes con obesidad.

l. Disminuir la venta de alimentos con alto contenido en grasa y carbohidratos en el Ejército.

m. Buscar la causa de la depresión en la tropa a fin de disminuirla o eliminarla.

n. Hacer extensivos los resultados de esta investigación a todo el Ejército para concientizar a los mandos y a la población.

o. Realizar promoción de la salud en el Ejército, en relación a la actividad física moderada, nutrición, obesidad y depresión.

p. Realizar campañas de difusión para fomentar el autodiagnóstico; con objeto de que el paciente conozca su IMC y su cintura, y lo que esto significa.

VII. BIBLIOGRAFIA.

1. Barquera F. y cols.: Práctica Médica Efectiva: Obesidad en el adulto (E66). Instituto Nacional de salud Pública. México, 2003. 5 (2).
2. Obesidad y sobrepeso: Nota descriptiva No. 311. Organización Mundial de la Salud. 2006. (http://www.who.int/mediacentre/factsheets/fs311/es/print.html).
3. Morín R. y cols.: Farmacoterapia de la Obesidad. 1ª edición. editorial. 3-Litograpo, Academia Mexicana para el Estudio de la Obesidad. México, 2005. p. 17-24.
4. Browman B. A. y cols: Conocimientos actuales sobre nutrición. OPS. publicación 592. Washington, 2003. p. 723 - 745.
5. Barquera S. y cols.: Sobrepeso y obesidad: epidemiología, evaluación y tratamiento. 1ª edición. Instituto Nacional de Salud Pública. México, 2006. p. 31-163.
6. Shama L. T. y cols.: Encuesta nacional de salud y nutrición (ENSANUT 2006). Instituto Nacional de Salud Pública. México, 2006.
7. García E. y cols.: La obesidad y el síndrome metabólico como problema de salud pública. Archivos de cardiología de México. México; 2008.
8. Carrasco N., Fernando, Reyes S, Eliana, Rimler S., Olga y cols. Exactitud del índice de masa corporal en la predicción de la adiposidad medida por impedanciometría bioeléctrica. Archivos Latinoamericanos de Nutrición. sept. 2004.54(3). p. 280-286.
9. Córdova V.: Acuerdo Nacional para la Salud Alimentaria: Estrategia contra el Sobrepeso y la Obesidad. 1ª edición. México, 2009. p. 7-18.
10. Tapia C. y cols.: El Manual de Salud Pública. 2ª edición. Editores intersistemas. México, 2006. p. 1-55.
11. Tapia A. y cols: Detección de síntomas depresivos en pacientes con sobrepeso y obesidad. Revista Chilena de Nutrición. Chile, 2006. 33(2), p. 162-169.

12. Deborah L. Reas: Cognitive-Behavioral assisment of body image disturbances. Journal of psychiatric practice 2004. 10: 314-322.
13. Estrategia mundial sobre alimentación saludable, actividad física y salud. Plan de implementación en América Latina y el Caribe 2006-2007. OPS. Washington.
14. Wilma B.: Nutrición y vida activa: del conocimiento a la acción. OPS. publicación 612. Washington, 2006. p.155-173.
15. Caballero C y cols.: Obesidad, actividad e inactividad física en adolescentes de Morelos, México: un estudio longitudinal. Archivos Latinoamericanos de Nutrición. México, 2007. 57 (3): 241-237.
16. Robles S.: Prevención clínica, guía para médicos. Pub. Cient. 568, OPS, 130-141. 1998.
17. NOM-174-SSA1-1998: Para el manejo integral de la obesidad. México, 1998.
18. NOM-043-SSA2-2005: Servicios básicos de salud. Promoción y educación para la salud en materia alimentaria. Criterios para brindar orientación. México, 2005.
19. Colles S.L. y cols.: Night eating syndrome and nocturnal snacking: association with obesity, binge Eating and pschological disstres. International Journal of Obesity. Australia, 2007. 31: 1722-1730.
20. Oviedo G. y cols.: Factores de riesgo de enfermedades crónicas no transmisibles en estudiantes de la carrera de medicina. Universidad de Carobo, Venezuela. Año 2006. Nutrición hospitalaria. Venezuela, 2008. 23 (3): 288-293.
21. Tapia A. y cols.: Detección de síntomas depresivos en pacientes con sobrepeso y obesidad. Revista chilena de Nutrición. Chile, 2006. 33 (2): 162-169.
22. Nydia j. y cols.: Obesidad como factor de riesgo para trastornos metabólicos en adolescentes mexicanos. Revista de Salud Pública. México, 2007. 9(2): 180-193.

23. Ramos N.: Obesidad en la población escolar y la relación con el consumo de comida rápida. Index de enfermería. México, 2006. 5(55): 1132-1296.
24. Chavez B., Estado nutricional de las alumnas de la Escuela Militar de Enfermeras; EMGS. México, 1996. Texto completo.
25. Ley del Instituto de Seguridad Social para las Fuerzas Armadas. Artículo 226. México, 2008. p. 60-74.
26. Lizárraga T. y cols.: Asociación del índice de masa corporal con alteraciones metabólicas en personal militar. Universidad del Ejército y Fuerza Aérea Mexicanos. Escuela Médico Militar. México, 2007.
27. Reyes J. y cols: Prevalencia del trastorno del espectro ansiedad y depresión en pacientes con obesidad. Universidad del Ejército y Fuerza Aérea Mexicanos. Escuela Médico Militar. México, 2007.
28. López M., Prevalencia de la obesidad y sus factores de riesgo en el personal masculino de oficiales y tropa en la 1ª Brigada de ingenieros del Campo Militar 1-A. EMGS. México, 1998. Texto completo.
29. Archivo de la Dirección General de Sanidad Militar. Sección de planes y programas.
30. Pineda E.: Metodología de la Investigación. OPS. 3ª. Edición. Washington, 2008. p.119-141.
31. Carrera R.: Nociones sobre diseño de investigaciones médicas. Revista de Sanidad Militar. México, 1961. 10: 62-76.
32. Moreno L.: Epidemiología clínica. 2ª edición. Edit. Interamericana Mc.Graw-Hill. México, 1994. p.23-274.
33. Molinero L. y cols.: Cuestionarios de Salud. Sociedad española de hipertensión. España, 1998. p. 1-5.
34. Mataix J. y cols.: Necesidades energéticas del organismo. FUNIBER. España, 2008. II: 57-80.
35. Vázquez G. y col: Cálculo del gasto energético del enfermo en estado crítico en la unidad de terapia intensiva de adultos del Hospital Central

Militar, estudio comparativo entre fórmulas de medición y fórmulas de estimación. Universidad del Ejército y Fuerza Aérea Mexicanos. Escuela Médico Militar. México, 2004.

36. López J. y cols.: Exacttud y utilidad diagnóstica del Hospital Anxiety and Depression Scale (HAD) en una muestra de sujetos obesos mexicanos. Revista de investigación clínica. México, 2002. 54 (5): 403-409.

37. Castillo-Salgado C: Módulos de principios de epidemiología para el control de enfermedades. 2ª edición. OPS. Washington, 2002. 3: 52-62.

38. Castillo-Salgado C: Módulos de principios de epidemiología para el control de enfermedades; 2ª edición; OPS; Washington, 2002. 5: 35-42.

39. Silva L. y cols.: Muestreo para la investigación en ciencias de la salud. Edit. Diaz de Santos. Cuba, 1993. p. 39-60.

40. Arribas M. y cols.: Diseño y validación de cuestionarios. Matronas profesión. España; 2004. 5(17).

41. NOM-008-SSA3-2010, para el tratamiento integral del sobrepeso y la obesidad, México, 2010.

42. Cerecero P. y cols.: Estilos de vida asociados al riesgo cardiovascular global en trabajadores universitarios del Estado de México. Salud Pública de México. México, 2009. 51(6).

43. Garcia E. y cols.: Prevalencia y factores de riesgo para el desarrollo de síndrome metabólico en personal médico de un servicio de urgencias de México. Revista cubana de medicina interna y emergencias. Mexico, 2008. 7(3): 1260-1272.

44. Colunga R. y cols.: Diabetes tipo 2 y depresión en Guadalajara. Revista de Salud Pública. México 2008. 10 (1).

45. Martinez J. y cols.: Prevalencia de depresión y factores de riesgo en el adulto mayor hospitalizado. Revista médica del Instituto Mexicano del Seguro Social. México, 2007. 45 (1): 21-28.

VIII. ANEXOS.

ANEXO "A"
Hoja de autorización de ingreso voluntario al estudio

"HÁBITOS ALIMENTARIOS, ACTIVIDAD FÍSICA Y BINOMIO ANSIEDAD/ DEPRESIÓN COMO FACTORES DE RIESGO ASOCIADOS CON EL DESARROLLO DE OBESIDAD EN POBLACIÓN MILITAR"		
	Nombre(s)	Edad
	Apellido Paterno	
	Apellido Materno	

Acepto de forma libre, voluntaria y sin presión alguna, participar en el estudio denominado ""HÁBITOS ALIMENTARIOS, ACTIVIDAD FÍSICA Y BINOMIO ANSIEDAD/ DEPRESIÓN COMO FACTORES DE RIESGO ASOCIADOS CON EL DESARROLLO DE OBESIDAD EN POBLACIÓN MILITAR"". El cual, tengo entendido, es un estudio que será realizado por el Mayor Médico Cirujano MIGUEL ANTONIO VAZQUEZ GUZMAN. Dicho estudio tiene como finalidad conocer cual es la influencia de algunos factores de riesgo (hábitos alimentarios, actividad física y ansiedad/ depresión) en la aparición de una enfermedad llamada Obesidad, la cual se manifiesta como acumulación de grasa excesiva en el tejido adiposo y aumento del índice de masa corporal por arriba de 27.

Este estudio no representa algún riesgo para mi salud, pero requiere que yo responda algunas preguntas contenidas en un cuestionario que me hará el médico responsable del estudio. El beneficio que obtendré con la participación en el estudio será el de conocer los factores de riesgo a los que estoy expuesto y que podrían aumentar las probabilidades de que yo padezca Obesidad.

También tengo entendido que mis datos son confidenciales y sólo serán utilizados con fines de investigación, además de que puedo revocar mi participación en el estudio cuando yo lo desee sin tener que dar explicación alguna.

El Mayor Médico Cirujano   Acepto voluntariamente ingresar al estudio

MIGUEL ANTONIO VAZQUEZ GUZMAN

_____

Firma

Lomas de Sotelo, Distrito Federal a _____ de _____ del año 2010

ANEXO "B"

CUESTIONARIO PARA IDENTIFICAR FACTORES DE RIESGO PARA DESARROLLAR OBESIDAD

I. CALIDAD DE VIDA

I.1 RECORDATORIO DE 24 HORAS.

1. En el siguiente cuadro escriba usted lo que comió el día de ayer (día laboral)

Comida	*Alimentos e ingredientes (tipo, marca)*	*Cantidad en medida casera (taza, plato) o gramos*	*Modo de preparación o técnica de cocción*	*Hora*
Desayuno				
Media mañana				
Comida				
Media tarde				
Cena				
Otros				

Nota: No olvide anotar todos los alimentos y bebidas (incluida el agua) consumidas a lo largo del día en las comidas habituales y entre comidas. No olvidar complementos vitamínicos.

2. ¿Este día realizó algún deporte o actividad física por lo menos 30 minutos?

Si   No

3. ¿Qué deporte o actividad física realizó este día?_____

4. En el siguiente cuadro escriba usted lo que comió el Domingo:

Comida	Alimentos e ingredientes (tipo, marca)	Cantidad en medida casera (taza, plato) o gramos	Modo de preparación o técnica de cocción	Hora
Desayuno				
Media mañana				
Comida				
Media tarde				
Cena				
Otros				

Nota: No olvide anotar todos los alimentos y bebidas (incluida el agua) consumidas a lo largo del día en las comidas habituales y entre comidas. No olvidar complementos vitamínicos.

5. ¿Este día realizó algún deporte o actividad física por lo menos 30 minutos?

Si   No

6. ¿Qué deporte o actividad física realizó este día?_____

Lea cada pregunta y marque con una "X" la respuesta que usted considere que coincide con sus propias actividades:

7. Usted come entre comidas:
a) Toda la semana b) 5 días a la semana c) 3 días a la semana d) 1 día a la semana e) Ningún día

8. Usted come carnes rojas, pollo, pescado, o huevo:
a) Toda la semana b) 5 días a la semana c) 3 días a la semana d) 1 día a la semana e) Ningún día

9. Usted come frutas y verduras:
a) Toda la semana b) 5 días a la semana c) 3 días a la semana d) 1 día a la semana e) Ningún día

10. Usted come cereales (tortilla, pan, galletas):
a) Toda la semana b) 5 días a la semana c) 3 días a la semana d) 1 día a la semana e) Ningún día

11. Usted come leguminosas (frijoles, habas, lentejas):
a) Toda la semana b) 5 días a la semana c) 3 días a la semana d) 1 día a la semana e) Ningún día

12. Usted toma o come lácteos (leche, yogurt, helado, queso):
a) Toda la semana b) 5 días a la semana c) 3 días a la semana d) 1 día a la semana e) Ningún día

13. Usted come aceites (aceite, semillas, nueces, cacahuates, almendras, etc.):
a) Toda la semana b) 5 días a la semana   c) 3 días a la semana   d) 1 día a la semana e) Ningún día

14. Usted come grasas (mantequilla, manteca, etc.)
a) Toda la semana b) 5 días a la semana   c) 3 días a la semana   d) 1 día a la semana e) Ningún día

15. Usted come hamburguesas:
a) Toda la semana b) 5 días a la semana   c) 3 días a la semana   d) 1 día a la semana e) Ningún día

16. Usted come pizzas:
a) Toda la semana b) 5 días a la semana   c) 3 días a la semana   d) 1 día a la semana e) Ningún día

17. Usted come frituras (papas, churritos, nachos, etc.):
a) Toda la semana b) 5 días a la semana   c) 3 días a la semana   d) 1 día a la semana e) Ningún día

18. Usted toma refrescos, jugos enlatados, u otras bebidas azucaradas:
a) Toda la semana b) 5 días a la semana   c) 3 días a la semana   d) 1 día a la semana e) Ningún día

19. Usted toma bebidas alcohólicas:
a) Toda la semana b) 5 días a la semana   c) 3 días a la semana   d) 1 día a la semana e) Ningún día

20. Usted come gorditas, tacos, tortas, tamales, tostadas, etc.

a) Toda la semana b) 5 días a la semana c) 3 días a la semana d) 1 día a la semana e) Ningún día

21. Usted come pasteles y golosinas:.
a) Toda la semana b) 5 días a la semana c) 3 días a la semana d) 1 día a la semana e) Ningún día

22. Usted acude al comedor de su trabajo en el desayuno:
a) Toda la semana b) 5 días a la semana c) 3 días a la semana d) 1 día a la semana e) Ningún día

23. Usted acude al comedor de su trabajo en la comida:
a) Toda la semana b) 5 días a la semana c) 3 días a la semana d) 1 día a la semana e) Ningún día

24. Usted acude al comedor de su trabajo en la cena:
a) Toda la semana b) 5 días a la semana c) 3 días a la semana d) 1 día a la semana e) Ningún día

I.2 ACTIVIDAD FÍSICA

25. Usted camina (como ejercicio) por lo menos 30 minutos en el trabajo:
a) Toda la semana b) 5 días a la semana c) 3 días a la semana d) 1 día a la semana e) Ningún día

26. Usted corre, nada, se ejercita con bicicleta a velocidad baja, baila, juega basket ball, voley ball, o foot ball por lo menos 30 minutos en el trabajo:
a) Toda la semana b) 5 días a la semana c) 3 días a la semana d) 1 día a la semana e) Ningún día

27. Usted hace ejercicio con pesas muy pesadas, cava, hace aerobics, spining, o se ejercita con bicicleta a velocidad muy alta por lo menos 30 minutos en el trabajo:
a) Toda la semana b) 5 días a la semana   c) 3 días a la semana   d) 1 día a la semana e) Ningún día

28. Usted realiza otro ejercicio o deporte por lo menos 30 minutos a parte del programado que realiza en el trabajo:
a) Toda la semana b) 5 días a la semana   c) 3 días a la semana   d) 1 día a la semana e) Ningún día
¿Cuál?_____

II. HAD

Lea cada pregunta y marque con una "X" la respuesta que usted considere que coincide con su propio estado emocional en la última semana.
No es necesario que piense mucho cada respuesta; en este cuestionario las respuestas espontáneas tienen mayor valor que las que se piensan mucho.

29. Me siento tenso o nervioso:
a) Todo el día   b) Casi todo el día   c) De vez en cuando   d) Nunca

30. Sigo disfrutando con las mismas cosas de siempre:
a) Casi siempre b) Frecuentemente   c) Rara vez   d) No en absoluto

31. Siento una especie de temor, como si algo me fuera a suceder:
a) Si y muy intenso b) Si, pero no muy intenso c) Si, pero no me preocupa d) No siento nada de eso

32. Soy capaz de reírme y ver el lado gracioso de las cosas:
a) Casi siempre b) Frecuentemente   c) Rara vez   d) No en absoluto

33. Tengo la cabeza llena de preocupaciones:
a) Todo el día   b) Casi todo el día   c) De vez en cuando   d) Nunca

34. Me siento alegre:

a) Casi siempre b) Frecuentemente c) Rara vez d) No en absoluto

35. Soy capaz de permanecer sentado tranquilo y relajadamente:

a) Casi siempre b) Frecuentemente c) Rara vez d) No en absoluto

36. Me siento lento y torpe:

a) Todo el día b) Casi todo el día c) De vez en cuando d) Nunca

37. Experimento una desagradable sensación de nervios y vacío en el estómago:

a) Casi siempre b) Frecuentemente c) Rara vez d) No en absoluto

38. He perdido el interés por mi aspecto personal:

a) Casi siempre b) Frecuentemente c) Rara vez d) No en absoluto

39. Me siento inquieto, como si no pudiera dejar de moverme:

a) Casi siempre b) Frecuentemente c) Rara vez d) No en absoluto

40. Espero las cosas con ilusión e interés:

a) Casi siempre b) Frecuentemente c) Rara vez d) No en absoluto

41. Experimento de repente una sensación de gran angustia o temor:

a) Casi siempre b) Frecuentemente c) Rara vez d) No en absoluto

42. Soy capaz de disfrutar de un buen libro, programa de radio o televisión:

a) Casi siempre b) Frecuentemente c) Rara vez d) No en absoluto

NOMBRE Y GRADO

_____

III. DATOS GENERALES Y ANTECEDENTES FAMILIARES.

III.1 DATOS GENERALES.

43. Género.

1	Masculino	2	Femenino

44. Edad _____ años.

45. Estado civil.

1	Soltero	2	Casado o Unión libre

46. Lugar de residencia en los últimos 5 años. Señale sólo entidad federativa:

_____

_____

III.2 ESCOLARIDAD Y OCUPACIÓN.

47. Indique su nivel máximo de estudios concluidos.

1	Sin estudios	5	Normal Superior
2	Primaria	6	Licenciatura
3	Secundaria o equivalente	7	Posgrado
4	Bachillerato o equivalente	8	Otro (especifique):

48. Indique su grado actual

1	General de división	8	Capitán segundo
2	General de Brigada	9	Teniente
3	General Brigadier	10	Subteniente
4	Coronel	11	Sargento primero
5	Teniente Coronel	12	Sargento segundo
6	Mayor	13	Cabo
7	Capitán primero	14	Soldado

III.3 ANTECEDENTES PATOLÓGICOS FAMILIARES:

49. ¿Usted, tiene o tuvo familiares con Hipertensión Arterial (presión alta)?

a)Si   b)No   c)No sé

50. ¿Usted, tiene o tuvo familiares con enfermedades del corazón?

a)Si   b)No   c)No sé

51. ¿Usted, tiene o tuvo familiares con Diabetes (azúcar elevada en sangre)?

a)Si   b)No   c)No sé

52. ¿Usted, tiene o tuvo familiares con colesterol alto?

a)Si   b)No   c)No sé

53. ¿Usted, tiene o tuvo familiares con ácido úrico alto?

a)Si   b)No   c)No sé

54. ¿Usted, tiene o tuvo familiares con sobrepeso u obesidad?

a)Si   b)No   c)No sé

III.4 ANTECEDENTES PATOLÓGICOS PROPIOS:

55. ¿Usted, tiene o tuvo Hipertensión Arterial (presión alta)?

a)Si   b)No   c)No sé

56. ¿Usted, tiene o tuvo enfermedades del corazón?

a)Si   b)No   c)No sé

57. ¿Usted, tiene o tuvo Diabetes (azúcar elevada en sangre)?

a)Si   b)No   c)No sé

58. ¿Usted, tiene o tuvo colesterol alto?

a)Si   b)No   c)No sé

59. ¿Usted, tiene o tuvo ácido úrico alto?

a)Si   b)No   c)No sé

60. ¿Usted, tiene o tuvo sobrepeso u obesidad?

a)Si   b)No   c)No sé

PESO:

TALLA:

IMC:

DATOS DEL ENTREVISTADOR:

Grado:
Nombre:
Firma:

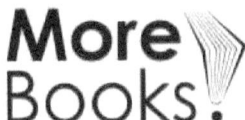

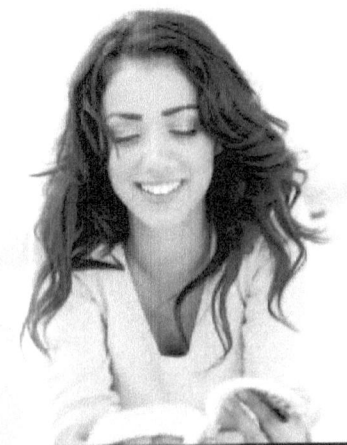

I want morebooks!

Buy your books fast and straightforward online - at one of world's fastest growing online book stores! Environmentally sound due to Print-on-Demand technologies.

Buy your books online at
www.morebooks.shop

¡Compre sus libros rápido y directo en internet, en una de las librerías en línea con mayor crecimiento en el mundo! Producción que protege el medio ambiente a través de las tecnologías de impresión bajo demanda.

Compre sus libros online en
www.morebooks.shop

KS OmniScriptum Publishing
Brivibas gatve 197
LV-1039 Riga, Latvia
Telefax: +371 686 204 55

info@omniscriptum.com
www.omniscriptum.com

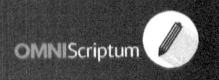

www.ingramcontent.com/pod-product-compliance
Lightning Source LLC
Chambersburg PA
CBHW031538210526
45464CB00003B/1060